T 5
211.

LETTRES A M. SALES-GIRONS

SUR L'OCCASIONALISME

EN PHYSIOLOGIE.

1ʳᵉ LETTRE.

Mon cher et honoré confrère,

Vous me faites l'honneur de me demander la différence qui existe, à mes yeux, entre les vues de Descartes et celles de Malebranche, sur la *cause efficiente* des phénomènes de la vie, chez les êtres organisés ! J'essaierai de vous satisfaire. J'y tiens d'autant plus, que je me suis fait dernièrement, à l'encontre du courant du jour, le nouveau promoteur des idées cartésiennes sur la physique et la physiologie, particulièrement de celles de Malebranche (1), sauf certaines réserves qu'il m'importe de renouveler ici, avec votre permission.

Tout en éprouvant, disais-je, le besoin patriotique d'obtenir la révision du jugement trop hâtif, à mon avis, porté par des maîtres contre la métaphysique française, la haute, ferme et claire métaphysique de nos cartésiens, je demande l'examen et je cherche en toute humilité la discussion et la lumière. — Aux physiciens et même aux physiologistes, je donne acte d'abord de cette vérité, que les sciences expérimentales peuvent parfaitement vivre et progresser, en dehors de la considération des causes premières; qu'il leur suffit de formuler l'ordre de succession des phénomènes et d'appeler

---

(1) Voy. *Contre l'animisme*; *Nouvel essai d'une théorie cartésienne.* — Chez Durand, 1864.

cause, *la loi*. Qu'importe, en effet, à qui use de la formule de Newton, que les corps soient attirés ou poussés ; et à qui rapproche tel élément d'un corps vivant, pour obtenir telle série d'actes, que le mouvement réglé soit produit par l'âme inconsciente, par un principe vital distinct d'elle et des organes, par un grand ressort organique, ou par tout autre moteur? — Autre aveu que je me fais à moi-même et que je dois à tous : c'est que lorsqu'on obéit à cette tendance singulière et énergique de la pensée humaine, qui tant de fois déçue, convaincue d'impuissance dans la sphère de l'intelligible, ne laisse pas d'y revenir avec une inépuisable ardeur, il est bon du moins de ne pas se faire illusion, bon et utile de ne jamais prétendre qu'on donnera à des affirmations d'un certain ordre ce privilège qui n'est pas de leur essence d'être autre chose qu'une hypothèse, la plus probable des hypothèses ! — Telle est, à mon sens, la restriction sage, sinon réellement modeste, sous le bénéfice de laquelle toute critique métaphysique doit s'exercer et toute dogmatique de même espèce se proposer.

Les anciens, vous le savez mieux que moi, et les Scolasques, attribuaient à l'âme, outre la raison et la sensation, la puissance formatrice, la nutrition. Descartes, pour des motifs issus de sa méthode, et que je n'ai hâte, en ce moment, ni de présenter ni de juger, chasse impitoyablement de la physique et de la physiologie toutes les forces mystérieuses dont on avait tant abusé, entéléchies, archées, formes plastiques, monades, y compris les âmes *informantes* ; il enlève ainsi à l'âme les fonctions organiques, qu'il transporte au corps, sans laisser de les réduire aux mouvements d'un pur mécanisme. — Avec de la matière et du mouvement, vous le savez, Descartes se croit en mesure de construire le monde, de tout expliquer, y compris le corps humain. Quel est, en définitive, son *principe vital* ? C'est un principe extérieur, non plus *réel*, mais *abstrait*, il se nomme: *les lois générales du mouvement*. Cette théorie résultait irrésistiblement de sa conception, de sa définition de la matière. Seulement elle pouvait, elle devait se modifier, se compléter, ajouter enfin à tout ce qu'elle avait de satisfaisant, comme clarté, simplicité et vérité, la qualité *sine qua non* qui lui faisait défaut : *la viabilité*. Or, maintenez la plupart des vues, des principes de Descartes, sur la nature du corps en général et de l'esprit, mais faites en même temps que le principe vital extérieur, *d'abstrait* devienne *concret et réel*, et vous aurez résolu le problème. C'est ce que Malebranche a commencé, et ce qu'il convient, à mon gré, de parfaire, sous peine de retomber dans la scolastistique, d'en venir à donner de nouveau des âmes aux pierres et aux métaux, d'en semer sous tous les phénomènes de la nature, avec Paracelse, Van Helmont, Campanella et même Képler.

Toujours est-il que le corps n'étant, pour Descartes, qu'une portion de la matière, c'est-à-dire de la substance étendue, inerte et inactive, tandis que l'âme n'est, par définition, que la chose qui pense, dénuée *de force* par elle-même, le corps ne peut avoir, ni en lui, ni en son âme, le principe de ses mouvements. D'où il suit, que les mouvements du corps proviennent de celui que Dieu imprima, en la créant, à l'étendue totale, à toute la matière. Le premier branle étant donné, dès le commencement, par le créateur, à la totalité de l'être étendu, indifférent au mouvement comme au repos, la même quantité de mouvement, tout le mouvement initial donné, subsiste dans l'univers, et chaque mouvement particulier en est la suite. Telle série locale (celle d'un corps vivant), n'est qu'un épisode du grand mouvement communiqué au jour de la création. Je ne discute pas, j'expose. — Ceci dit, si vous voulez bien remarquer que de l'idée cartésienne de la matière, vous ne pouvez absolument rien extraire, si ce n'est figures variées et mouvements divers, vous admettrez de suite que, dans l'hypothèse, tous les phénomènes de la physique, de la chimie et de la vie du corps, doivent se résoudre en mécanisme.

Mais, quant au mécanisme corporel et à la façon dont le

comprend Descartes, il m'importe de préciser. — Nous allons voir les formes *essentielles* remplacer les formes *substantielles* de l'Ecole, qui font véritablement horreur au père de la philosophie moderne. Le *Traité de l'homme* suppose une machine de terre, dont toutes les parties sont exactement semblables à nos organes. Pour la mettre en mouvement, Descartes n'a besoin que d'un peu *de feu sans lumière*, dans le cœur, feu qu'il ne conçoit pas *d'autre nature que celui qui échauffe le foin*. Relisez le résumé du *Traité de l'homme*. « La digestion des viandes, les battements du cœur, « la nourriture et la croissance des membres, la respira-« tion etc...., toutes ces fonctions *suivent* naturellement de « la seule disposition des organes, ni plus, ni moins que « font les mouvements d'une horloge, de ses contrepoids, « de ses roues. » Mais, pour parler comme Descartes, *d'où* « *suivront* les organes ? Du fœtus. Et le fœtus ? *Des lois générales du mouvement*, de ce mouvement primordial communiqué à la matière étendue, inerte et inactive ; c'est-à-dire, encore un coup, du changement de forme ou de position des parties, du mécanisme pur.

Voilà certes une bien singulière hardiesse, et cette manière d'expliquer la vie, mon cher confrère, par la grande impulsion du commencement, transformée, sur un point, en un concert de leviers, de pompes, de poulies, etc... ne vous satisfait pas, ni moi non plus. L'embryon fût-il la miniature de l'homme, ce qui n'est pas, l'hypothèse de Descartes vous paraîtrait encore inacceptable. Vous avez cent fois prouvé, sur votre estimable feuille, que la haute *finalité* d'un corps vivant, que l'unité de ce corps, où tout est à la fois, selon la fine remarque de Kant, *but et moyen*, que ses formes , son tissage, son parcours, ses engagements en quelque sorte à échéances, ses habitudes souples, changeantes, ses instincts à portée extérieure, et opérant pour l'espèce : exigeaient la présence d'une force formatrice, directrice, conservatrice, *une d'une unité réelle*, et permanente, pendant que tout ondoie et fuit, la présence en un mot d'une force

actuelle, spéciale. Aussi vous êtes-vous rattaché avec Aristote et l'Ecole aux mystérieuses opérations de l'âme inconsciente. L'autorité de Bossuet, lui-même, de Bossuet Cartésien et mécanicien ne vous a point ébranlé. Vainement
l'entendez-vous nous dire : « que l'animal qui se forme ve-
« nant d'un animal déjà formé, on peut comprendre que le
« mouvement se continue de l'un à l'autre, et que le pre-
« mier *ressort* dont Dieu a voulu que tout dépendît, étant
« une fois pressé, *le mouvement continue de s'entretenir.* »
Cette parole ne vous séduit point ; vous écouteriez plutôt cet
aveu : « Il y a dans le corps humain une vertu supérieure à
« toute la masse du corps... Cette vertu est l'âme même. »
Ne vous hâtez pas de conclure, il y a plusieurs manières
d'exercer sa vertu, et plusieurs genres de causes. Bossuet
est trop cartésien, ami des idées claires, pour souscrire à
l'animisme, Bossuet donne la main à Malebranche. Que
serait-il, n'étant pas animiste, sinon occasionaliste avec
l'illustre oratorien ? (1) Force est de choisir, en effet, entre
ces deux visées ; toute autre répugne ou implique, nous le
verrons bien. Certes, Malebranche le partisan le plus osé,
le plus dur des animaux machines, lui qui va jusqu'à nier
la douleur chez les bêtes, qui creuse avec une autre intré-
pidité que celle de Descartes, un abîme entre l'âme et le
corps, déclarant leur communication directe impossible,
absurde, Malebranche pour qui toute matière est l'étendue
inerte et inactive, tout phénomène une modification quel-
conque de la figure et du mouvement, serait le pire des *ia-
tro-mécaniciens*, s'il n'était *occasionaliste*. Comme Bossuet,
il reconnaît, dans l'homme, en tant que corps doué de vie,
quelque chose de supérieur aux lois du mouvement. « Que
« ces lois, s'écrie-t-il, puissent former les parties, ou les
« lier toutes ensemble, c'est ce que personne ne prouvera
jamais. » Qu'est ce donc que la vue métaphysique qui lui

---

(1) Voy. *De la connaissance de Dieu et de soi-même.* Chap. 3,
2 et 28, et, *Traité du lib. arbit. passim.*

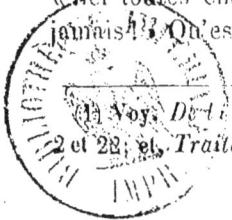

permet de parler ainsi, et l'y engage? Qu'est-ce que l'occasionalisme ? C'est simplement, nous l'allons voir, de tous les *vitalismes*, le plus éclairé, le plus avisé, le plus complet.

2ᵉ LETTRE.

Mon cher et honoré confrère,

On accuse Descartes d'avoir proscrit, avec les archées imaginaires de la scolastique, ce qu'il y a de plus réel au monde, la vie. Je réponds à cela, qu'il n'a pas si irrévocablement tranché la question, que Malebranche, son disciple, n'ait pu la résoudre dans un sens tout à la fois cartésien et vitaliste. Que si Bossuet, de la Forge et tant d'autres nobles penseurs du 17ᵉ siècle, même du siècle dernier, et aussi du nôtre, ont suivi Malebranche dans cette voie, c'est qu'apparemment l'occasionalisme n'avait pas été si profondément atteint par la dialectique de Fontenelle. Il guérira de ses blessures, aussi bien que le *criterium* de Descartes, l'*évidence*, reviendra des terribles coups que le *criticisme* d'outre Rhin lui a portés! Et nous ne verrons plus alors, espérons-le, ce singulier spectacle de gens qui partent de l'incertitude universelle, pour dogmatiser ensuite à outrance! Passons. — Pour Malebranche donc, comme pour son maître, la matière est, souvenons-nous-en, simplement l'être étendu, inerte et inactif; pour l'un et l'autre, toute force est incorporelle; pour les deux, le moteur est extérieur au mobile, et tout dans la nature, (dans le monde des corps s'entend), s'obtient par voie de mouvement et de configuration variée. — A merveille, j'abonde dans ce sens, et je maintiens que les Borelli, les Hoffmann, les Chirac, les Boerhaave, les Sylvius, les Willis, et, tout auprès de nous, quelques honorables membres de l'*Académie de médecine*, dont je me dispenserai d'écrire les noms, ne sont pas tant à blâmer ! Je maintiens qu'il y a plus de physique et de chimie, comme *moyens* d'atteindre ses fins, dans le corps humain, que le vitalisme contemporain ne paraît le croire, et que plus la lumière se fera par l'expérience, plus s'élargira ce domaine des *moyens de l'ordre physique*, mis en œuvre par la nature. — Mais prenons garde ; tout n'est point là ; les *moyens* sont très loin d'épuiser le sujet et d'y suffire. Aussi bien, tandis que, pour Descartes, le premier branle, le mouvement total du commencement, doit contenir tout mouvement ultérieur, toute série de phénomènes, fût-elle cette série que l'on nomme la vie d'un être, et l'expliquer ; pour Malebranche, Dieu, l'unique moteur, bien que gouvernant par des lois générales immuables (du moins dans l'ordre naturel), *agit sans cesse,* maintient le mouvement, *de manu,* accomplit incessamment la loi qu'il a décrétée, celle de la gravitation des astres, comme de la plus petite combinaison chimique, la loi des corps bruts, comme celle des organismes, ainsi que la loi des esprits. Rendez à ces derniers leur privilége par excellence, cette vertu supérieure, cette *efficace* que Malebranche leur ravit, la vraie activité, la vraie *spontanéité,* la seule digne de ce nom, celle qui est éclairée et libre, et vous aurez fait, de l'hypothèse de l'Oratorien, la plus probable, la plus féconde d'entre toutes celles qui se proposent à titre d'explication de la vie du corps, de la vie de l'âme et de l'union des deux substances. — Il y a deux choses, soit dit en passant, que l'on ne sait pas assez : la première, que nos organiciens vitalistes paraissent ignorer, c'est que, supposa-t-on la matière douée d'une activité *intrinsèque,* avec Aristote, et la matière vivante douée d'une activité *spéciale,* il reste encore impossible d'expliquer la vie du corps par cette activité ; certes, ce n'est pas sans de profondes réflexions, que l'antiquité, que l'Académie et le péripatétisme, que la scolastique, que toutes ces grandes Ecoles, désespérant de pouvoir rendre raison, par la seule action de la matière, d'une foule de phénomènes du règne animal ou du règne végétal, imaginèrent des *natures plastiques,* des âmes informantes ; la seconde chose que l'on ne sait pas, ou que l'on ne remarque pas assez, et dont nos animistes contemporains font bien aisément litière, c'est que tout le 17ᵉ siècle philosophique, Descartes et Leibnitz, Bossuet et Malebranche, a été très anxieux de cette grosse question de l'union de l'âme et du corps, et presque toujours effrayé de la supposition de leur communication, de leur relation directe. Je ne viens pas, ce me semble, d'écrire de si petits noms, et j'ajoute qu'autour d'eux se groupe une assez savante compagnie. J'y joins Pascal, imitant la réserve de St-Augustin sur la difficulté qui s'attache à l'union de l'âme et du corps, lorsqu'il nous met en garde contre certaines hardiesses péripatéticiennes. « L'homme est à lui-même le plus prodigieux « objet de la nature, car il ne peut concevoir ce que c'est « que corps, et encore moins ce que c'est qu'esprit, *et moins* « *qu'aucune chose comment un corps peut être uni à un* « *esprit.* » A la bonne heure ; il y a là de quoi donner à songer ; or, hypothèse pour hypothèse, il est bon de voir si l'occasionalisme se réfute par le silence, ou, au courant de la plume, par quelques mots d'un facile et superbe dédain ?

Je reprends. — Dieu serait, selon Malebranche, le *principe vital* des êtres. Ce que vous confiez aux soins, aux lumières secrètes, à l'automatisme de l'âme, Malebranche le confie à Dieu. — Est-ce à bon droit ? — Il m'incomberait pour l'en justifier, de montrer l'insuffisance de toutes les autres doctrines, si vous ne l'aviez fait de main de maître, et si de nos jours, hier encore, d'excellents esprits, des écrivains exercés, savants, n'avaient donné à l'animisme, que vous professez, au moins le droit d'être tenu pour *seul* digne d'être comparé à la grande doctrine du 17ᵉ siècle. Donc je passe outre, de plein saut, à tous les panthéismes et au matérialisme ; voire même à l'harmonie Leibnitzienne, affligée de *déterminisme*, de fatalisme universel ; au duodynamisme qui multiplie inutilement et inconsidérément les êtres ; à l'organicisme, pour des motifs qui vous sont familiers : c'est à l'animisme seul que je veux et

dois m'adresser, par voie de critique, puis de compa-
raison. — La valeur de la thèse que je soutiens saisit d'autant plus l'esprit, que la doctrine contradictoire laisse plus
ample lacune, et fait plus réellement défaut, sur des points
essentiels. Force est de déblayer, pour construire. Déjà
d'ailleurs j'ai rempli mon programme, puisque je vous ai
indiqué la différence qui existe à mes yeux entre le point de
vue de Descartes et celui de Malebranche : le reste va
venir par surcroît.

Un des principes fondamentaux de l'animisme, particulièrement de l'animisme contemporain, c'est que l'essence
de l'âme est l'*activité*. Descartes surtout, dans ses *Principes*,
avait donné pour essence à l'âme, *la pensée*. Or, le carté-
sianisme abusa à ce point de cette définition, que l'âme fut
enfin confondue avec la pensée, fut *une pensée*, pour certains cartésiens. Nos animistes ont fait justice de cette erreur, et montré sa tendance : 1° à méconnaître un fait d'observation considérable, *l'activité* de l'âme ; 2° à supposer
l'impossible, savoir, la pensée (une fonction de l'âme) sans
sujet pensant. — Mais l'animisme est tombé lui-même dans
un excès tout aussi regrettable, lorsqu'il en est venu, dernièrement, jusqu'à enseigner, par l'organe de ses maîtres,
que l'âme est l'activité même, *une activité* ! A coup sûr,
il ne m'a pas été difficile, dans mon *Contre-animisme*, de
retourner contre qui de droit le reproche qu'on adresse à
Descartes, et de faire remarquer : 1° que si l'âme est *une
activité,* elle l'est, *de la base au faîte*, et qu'il n'y a plus
aucune place, en elle, pour les modes positivement *passifs*
(subis), qu'on y observe ; 2° que l'on ne comprend pas
mieux une activité sans *sujet* actif, qu'une pensée sans
sujet pensant. — En résumé, l'observation de la conscience
nous livre la pensée, fait psychologique, l'activité libre,
autre fait psychologique ; voilà la part de l'*intuition* ; la
raison va plus loin, et connaît *irrésistiblement* un sujet *un*,
indivisible, identique, *capable* d'agir et *capable* de penser :
c'est l'âme. Mais qu'est-ce que l'âme, et quelle est son

essence ? Nous n'en savons rien, sinon ce que je viens d'é-
crire, qu'elle est *une*, par opposition au multiple, identique et *apte* à penser, *apte* à agir. Ce qu'elle est au fond, en
son étoffe, en son *quid*, en son essence, nous l'ignorons, et
c'est dépasser les limites de l'observation et les droits de
l'induction que de la déclarer *constitutivement*, substan-
tiellement active. Nous ne savons l'essence de rien. —
Voyez, pour plus de détail, la discussion que j'ai soulevée
à cet égard, dans mon opuscule, et permettez-moi de vous
faire remarquer que j'attends une réponse. Je pourrais
croire ne pas la mériter, si je n'avais de mon côté cette
parole issue du sens droit de Voltaire : « L'âme est un
« agent inconnu de phénomènes connus; », le sentiment de
Hume, de Reid, de Locke, les scrupules de Kant, de
Condillac, d'Helvétius. Sans aucun doute, comme ils le
disent fort bien, nous ne pouvons connaître l'âme (et seulement à certains égards) que par les effets de ses facul-
tés. Je crois qu'on aurait quelque peine à me prouver le
contraire !

D'où je conclus : que la prétendue essence active de l'âme,
de nos animistes, est une hypothèse : mais si l'hypothèse,
ce qui est bien possible, ne correspond à rien de réel, l'animisme a perdu ses prémisses. — Continuons.

Veuillez bien, cher confrère, me permettre de vous rappeler ceci : c'est que l'animisme a deux branches principales, celle de l'animisme classique, du vieil animisme de
l'Ecole, puis celle de l'autre, l'animisme de Claude Perrault
et de Stahl. — Pour le premier, l'âme opère d'*instinct* ou
fatalement, sur le corps ; elle le construit ainsi, le conduit à
ses fins, de toutes façons. Pour le second, pour Perrault et
Stahl, l'âme sait ce qu'elle fait et opère intelligemment
en accomplissant des merveilles. Il fallait sans doute que
nos deux illustres penseurs fussent bien pénétrés de l'inin-
telligibilité de l'ancienne doctrine, pour en venir à imaginer
une sorte de conscience derrière la conscience, un double
mode de connaissance dans l'âme, l'un apparent, psycho-

logique, l'autre secret, substantiel, en quelque sorte, inconnu au premier : *verus intellectus et ratiocinatio.* — Je
comparerai l'un à l'autre, ces deux points de vue dans une
prochaine lettre; puis l'un et l'autre à l'occasionalisme. Je
termine par une remarque sur laquelle j'appelle toute votre
attention, à savoir, que lorsqu'une doctrine ne peut se présenter qu'à titre d'hypothèse, elle a, pour se faire admettre,
au moins deux conditions à remplir : la première est de pos-
séder un degré d'*intelligibilité* plus considérable que toute
autre hypothèse ; la seconde est d'expliquer mieux que
toute autre un nombre plus considérable de faits. — C'est à
cette double épreuve que je convie l'animisme, par opposition à la théorie des causes occasionnelles, expurgée, rame-
née, comme j'ai essayé de le faire, à cette formule que je
nomme *la théorie du droit.*

3e LETTRE.

Mon cher et honoré confrère,

Donc l'ancien animisme, que je nomme ainsi par opposition à celui de Claude Perrault et de Stahl, a fait, des
magnifiques opérations de l'âme informante, quelque chose
d'instinctif ou de fatal : de là cette activité incessante et
aveugle d'où doit résulter la double série des phénomènes
psychologiques et physiologiques. L'âme, à ce titre, j'entends l'âme inconsciente, est un véritable *grand ressort spi-*
rituel, et la vie n'est pas autre chose que sa *détente :* le mot
n'est pas forcé. Or, vous ne sauriez croire combien cette
conception d'une âme *grand ressort,* est favorable aux or
ganiciens. Si ressort aveugle et fatal il y a, reprennent-ils,
pourquoi pas plutôt un ressort organique? Et ce n'est pas,
vous le savez, sans un vif effort, qu'on les chasse de cette
position. — Quoi qu'il en soit, je prétends que l'activité essen
tielle, fatale de l'âme, est incapable de rendre raison :
1° des phénomènes de la conscience ; 2° des phénomènes du
corps vivant.

Pour ce qui regarde la conscience, jugez-en sur la doc-

trine d'un savant livre contemporain. *La vie dans l'homme,*
et considérons ensemble, si vous le voulez bien, la conscience sous ses deux principaux aspects, l'*actif* et le *passif.*
Voici la formule animiste de la génération de notre *agir-libre,*
ce fait central et capital de la conscience humaine : *le fatal
engendre le spontané, le spontané engendre le libre.* —
Je me suis permis (opuscule cité), de faire remarquer qu'une
pareille donnée était simplement destructive de la liberté, et
j'ai conclu à une tout autre psychologie rationnelle. Veuillez, je vous prie, regarder de près à ce qui suit, car si ces
questions de psychologie touchant à l'ontologie, sont très
délicates et subtiles, elles sont capitales. — On dit : le **vrai**
libre, *le volontaire,* a ses racines dans *le spontané,* et ce dernier a ses racines dans *le fatal.* — Prenons garde : le fatal,
un jet qui s'élance, qui se développe nécessairement, se
rompt tout à coup, se transforme, *change d'essence,* devient
ce principe, cette clef de série libre, qu'on nomme la spontanéité ! — Je ne comprends pas. — Mais ce n'est pas tout :
le *spontané,* à son tour, qui commence le mouvement libre
(assure-t-on), le commence cependant *derrière la conscience*
(M. Cousin), derrière ce qui est réfléchi ou perçu par les
moi; or, puisque le spontané est *substantiel,* inconscient, la
spontanéité n'est pas la volonté libre, car celle-ci est émi-
nemment psychologique et consciente. La spontanéité n'est
pas la volonté, mais, selon la doctrine, elle l'engendre.
Voilà donc que la spontanéité suspend, elle aussi, son
mouvement en ligne droite, se rompt encore, pour donner
naissance à cet autre principe de série libre, qu'on nomme
une volition ! — Je ne comprends pas davantage; ou mieux
je ne comprends que trop que c'est là une explication liber-
ticide. — Je ne viens pas vous présenter la mienne, celle du
concours réglé, de la grâce naturelle prévenante, avec détail ; je l'ai fait ailleurs, vous le savez; je puis, ici, m'en
tenir à l'objection. Je dirai seulement que pour moi, en définitive, si la spontanéité n'est pas, (sauf le degré de lumière), identique à la volonté, si elle n'a pas son *initium*

dans la conscience même, si elle n'est pas essentiellement psychologique, si elle n'est que l'écoulement d'une force *substantielle*, *fatale*, alors la spontanéité ne peut plus être un premier anneau de série libre, un élan premier, ou sans racine-mère nécessitée et nécessitante, elle est l'illusion de la spontanéité, de la liberté.

S'agit-il des phénomènes passifs de la conscience, du plus accentué de tous, non-seulement par son caractère objectif, mais par sa *valeur* objective, de l'idée nécessaire, quelle que soit sa forme, celle de loi morale, entre autres, qui s'impose, nous domine et nous subjugue, et en laquelle, mieux qu'en toute autre, nous voyons Dieu? Eh bien, selon la doctrine, notre âme produit activement, fatalement en nous, cette idée, cette notion, la détermine dans la conscience. En sorte que l'âme *produit* ce qu'elle *subit*, produit l'absolu, ce qui *fait loi* et souvent obstacle pour elle! Est-ce impossible? Je n'ose aller jusque là, si fortement que j'incline à le supposer. — Si je produis ainsi l'idée nécessaire, pourquoi parlé-je de *la raison* et non pas de *ma raison*? Pourquoi ne puis-je croire que cette raison, qui me soumet, soit mon œuvre; et pourquoi partage-je, à cet égard, l'illusion (si c'en est une), de la très grande majorité des hommes? — Théorie pour théorie, hypothèse pour hypothèse, comparez, je vous prie, sous le rapport de l'*intelligibilité*, la théorie de l'animisme *nominaliste*, à celle de Malebranche, *réaliste*, à sa théorie du sentiment, qui s'applique si facilement à l'idée, et concluez. «Lorsque nous apercevons quelque chose de « sensible, il se trouve dans notre perception, sentiment et « idée pure; *le sentiment est une modification de notre âme,* « *et c'est Dieu qui la cause en nous.* » Parole pleine de sens et de lumière! Elle affirme l'action directe de Dieu sur nos âmes; Dieu serait ainsi la cause efficiente, actuelle, directe, de certains phénomènes dont notre âme est la substance. Là est la clef de la théorie des idées, de la vraie, ou du moins de la plus probable, qui fait échec à la doctrine de l'activité *essentielle* de l'âme, et indique comment celle-ci reçoit, d'abord, ses modes passifs, puis, grâce à ce jour spirituel préalable, se reconnaît, passe en pleine possession de l'ordre psychologique (conscient), auquel *seul* appartient la spontanéité, cet éclair premier de la volonté libre.

Et maintenant, changeons de point de vue, voyons si le grand ressort spirituel de l'animisme, peut suffire à la vie du corps? — Gardons-nous de multiplier les causes, sans nécessité. Il incombe évidemment au ressort spirituel, de tout contenir, diriger, expliquer, la nutrition, les fonctions, les mouvements de l'instinct, ceux de l'habitude, de l'automatisme habituel, y compris les mouvements à portée extérieure. Comme l'instinct n'est pas autre chose qu'une habitude innée, de même que l'habitude acquise est elle-même un instinct acquis, je n'emploierai que le mot *instinct*, pour tous les mouvements automatiques. Or, que l'âme, sans le savoir, soit *montée* comme une machine admirable, pour parfaire inconsciemment le tissage des organes, leur distribution, veiller à leur intégrité, à leur forme, etc. Cela n'implique sans doute pas contradiction dans les termes ; mais est-ce donc une supposition très-intelligible? Que la scolastique, adonnée aux mystères, aux vertus secrètes, affolée d'*entéléchies*, ait trouvé cela satisfaisant, on le comprend de reste ; mais ne faut-il pas s'inquiéter un peu de ce point : que la philosophie d'un temps beaucoup plus éclairé sur la méthode, et procédant plutôt par voie d'observation et d'induction, que par voie de définition et de déduction, a trouvé cette donnée de l'âme-principe vital, à peu près inintelligible? Si bien que Claude Perrault et Stahl, subissant une influence légitime, ont imaginé le *ratiocinatio*, dont j'ai parlé ci-dessus. — Je ne l'adopte pas sans doute, mais je proclame qu'aumoins en degré d'intelligibilité, la *ratiocinatio* de Stahl, c'est-à-dire l'âme y voyant clair dans ses opérations plastiques et autres, est au-dessus du principe fatal du vieil animisme. — Mais puisque nous en sommes et devons en être à chercher la doctrine qui présente le plus haut degré d'intelligibilité, c'est-à-dire de probabilité, et qui est capable de mieux expliquer que toute autre, un plus grand nombre de faits, demandons-nous s'il n'y a point quelque hypothèse appelée à primer celle de Stahl ? — Je réponds sommairement qu'il y en a une ; mais avant de m'en préoccuper, j'achève.

Que s'il est déjà si dur d'avoir à admettre l'adresse merveilleuse de l'âme inconsciente, au dedans de nous, que sera-ce lorsqu'il s'agira de la faire agir *d'instinct*, au dehors ? Qu'est-ce que l'instinct ? c'est une habitude *innée*, ou *acquise*. — On me répond : *que c'est une force fatale qui, bien que libre, n'est cependant pas contrainte.* — Comprenez-vous cette formule de l'animisme contemporain ? Pour mon compte, je ne la comprends pas du tout. — Elle renferme, dit-on, la notion *de fatalité négative.* — Pour moi, une chose est fatale ou elle ne l'est pas, quelque soit le mode de la fatalité, comme un acte est libre, ou non. Le reste n'est que discours, et moyens de dialectique. — J'ai écrit quelque part, empruntant les paroles de l'animisme : *si l'âme ne comprend ni ne veut ses actes instinctifs, comme moyens pour certaines fins* (ce que l'on m'accorde) ; qui donc établit le rapport actuel entre elle et une fin extérieure très-difficile à atteindre ? j'insiste par des exemples ; car je touche ici au vif et au nœud de la question.

Dans les mouvements si prompts, si précis, si parfaits de l'adresse, qui s'exécutent en dehors de l'action directrice de l'intelligence et de la volonté, et d'autant mieux souvent que celles-ci leur sont plus étrangères : dans ces mouvements si complexes que l'on rapporte sans trop savoir ce qu'on dit, à *l'habitude*, à l'*instinct*, à une vertu secrète : qui donc, au milieu du néant de toute connaissance, en pleine nuit spirituelle, fait commencer le mouvement en temps utile, suivre le vrai chemin, atteindre le but ? — Est-ce l'âme elle-même ? — Elle connaît donc l'objectif actuel ? — Non, me répond-on, puisqu'on ne connaît pas sans conscience, et que le caractère de la spontanéité est précisément de n'en avoir pas. — Est-ce un autre qu'elle ? — Elle

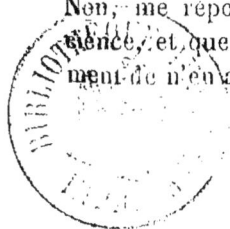

est donc mue ? — Non, réplique-t-on encore, puisqu'à titre de force spontanée, elle commence et accomplit le mouvement. — Elle agit donc réellement, dans l'hypothèse, ou pour y satisfaire, comme un ressort monté en vue d'une série d'actes *prédéterminés* ? Il le faut bien, car, en vérité, ce dynamisme-mécanique non libre et cependant non contraint, spontané et cependant fatal, ne dit absolument rien de clair à notre esprit. Mais quand même les âmes seraient *montées* de telle et telle manière, en vue de toutes les circonstances possibles, d'une façon générale et abstraite, je demande qui, dans le concret, dans le fait actuel, avertit l'âme de la circonstance présente, prend enfin l'initiative d'établir le rapport, le lien, entre une force aveugle et un but extérieur à atteindre ? Tous les buts seraient-ils non seulement prévus, mais *prédéterminés ?* En d'autres termes, pour tout cas devant infailliblement venir, le rapport précis serait-il ordonné, réglé d'avance, entre la spontanéité aveugle et son but ? C'est alors une sorte d'harmonie préétablie, un automatisme universel ? — Il nous faut autre chose, il nous faut une hypothèse qui, tout en respectant la liberté, rende parfaitement clairs, intelligibles, les phénomènes de l'instinct.

Puisque nous sommes sur le mot instinct, ne nous payons pas, je vous prie, d'un terme vide. Parlons d'un instinct acquis, d'une habitude acquise, choses indentiques. Quelle est, en définitive, la prétendue vertu secrète, *substantielle*, qui fait que cet équilibriste très exercé, sur sa corde tendue, atteint d'une manière parfaite, en y pensant à peine, ou seulement dans un demi-jour de la conscience, vague et abstrait, à toute une série de fins extérieures très difficiles à atteindre ? Est-ce la volonté ? Non : elle en est incapable ; il faudrait ici une série de volontés particulières, aussi claires, aussi précises dans chaque coup précis de leurs déterminations, que fortement liées entre elles. Mais nous savons tous que cela n'est pas, et qu'une fois l'habitude acquise, l'automatisme le plus compliqué réussit d'autant mieux, que la volonté y prend moins de part. Quand vous ne savez plus, dit Montaigne, comment s'écrit un mot, songez à autre chose, laissez faire la machine et jouer les doigts. — On a soutenu que des actes de la volonté, rapides comme l'éclair, aussi nombreux que la série indéfinie des fins extérieures à atteindre, président aux mouvements automatiques et en assurent la précision. — Singulière supposition, que celle d'une volonté d'autant plus clairvoyante et meilleure directrice, qu'elle est plus passagère, moins réfléchie et appliquée à une série plus complexe ! Donc je demande encore qui établit le lien, entre le point de départ aveugle et le but à toucher ? Sauf *prédéterminisme*, ce lien s'il n'est pas Dieu lui-même, agissant actuellement, ne peut pas exister, n'existe pas.

4e LETTRE.

Mon cher Confrère,

Vous venez de voir pourquoi il me faut absolument un *principe vital* clairvoyant. Entre le panthéisme, très en vogue aujourd'hui, et la vieille métaphysique du *moteur immobile*, qui se satisfait (au moins pour l'ordre naturel), de la notion d'un Dieu regardant marcher son œuvre, *les bras croisés*, il y a, selon moi, la conception d'un Dieu père des vivants, en contact continuel d'action et de réaction avec sa créature libre, et la conduisant incessamment à ses fins, *de manu*. Ce Dieu éternel *agirait* dans le temps ? Pourquoi pas? Et pourquoi à certains égards, ne *recevrait-il* pas aussi dans le temps ? *Incedo per ignes* !

Je crois, en tout cas, que le péripatétisme, dans la question de la vie, suit le mauvais chemin, et qu'au lieu d'aller, de remonter, par voie graduée, des actes les plus déterminés de la volonté, jusqu'à des actes de moins en moins déterminés, connus de la conscience, et enfin *inconscients*, qu'il dote alors d'une clairvoyance *mystique*, bien supérieure à celle de la volonté, il faut au contraire que le philosophe parte des faits de l'*instinct*. J'entends, qu'il nous faut considérer métaphysiquement l'instinct habituel, par exemple, et l'interroger dans ses causes les plus probables : dès lors on sera forcément conduit, amené, de la vraie théorie de l'automatisme habituel, à celle des mouvements volontaires. Que sera, dans ce cas, la volonté ? Une cause active, sans doute, et un *chef* ou principe de série libre, mais une cause *occasionnelle*, et non point *efficiente*, c'est-à-dire *une force* causatrice du mouvement, comme le voulait Maine de Biran.

Qu'est-ce, en définitive, que cette doctrine des causes *occasionnelles*, ou de Dieu principe vital des êtres, ou du *concours réglé*, qui répugne tant aux péripatéticiens de notre temps ? — On nomme cause occasionnelle, une cause qui est l'occasion efficace d'un effet, sans le produire elle-même, par une activité qui lui soit propre, une cause qui paraît produire un effet, et qui se borne à poser la condition qu'attend une autre cause, la cause efficiente, pour produire elle-même cet effet. Exemple : je veux exercer ma mémoire, ma volonté est la cause *occasionnelle* : 1° des actes de mémoire successifs produits légalement en moi, par cause la *efficiente*, par le seul moteur ; 2° des perfectionnements de cette faculté, dus, et produits aussi par lui. — Cela signifie que la volonté a été la cause occasionnelle, a posé la condition d'abord d'un mode psychologique, le fait de conscience mémoire, puis d'un changement d'habitude (le perfectionnement), d'un changement de loi, ou *de droit*, de mon droit à recevoir tel ou tel phénomène. — Ou bien encore : je veux remuer mon bras, et ma volonté, cause seconde créée, mais active et libre, dans l'ordre psychologique et seulement là, paraît produire le mouvement à titre de cause *efficiente* ; elle n'est cependant que la cause qui pose la condition en vertu de laquelle le vrai principe vital, l'unique moteur agit, selon la loi qu'il a décrétée, par conséquent selon le droit, inné ou acquis, que je possède : d'où la force, l'adresse l'habileté, la grâce (ou leur défaut), que je déploie.

En résumé, il y a quatre ordres de causes : Dieu, la cause première, créatrice, efficiente, motrice ; toutes les choses extérieures agissant sur nous à titre de causes occasionnelles ; la cause instrumentale, c'est-à-dire l'action toute physique de la matière sur la matière (comme celle de la scie sur le bois), en vertu de l'impénétrabilité et de ce qui en découle ; l'âme libre enfin cause *première et seconde*, cause spirituelle et non *force*, cause occasionnelle et non efficiente. — Avec ces quatre différentes causes, une matière simplement étendue, inerte et inactive, la figure et le mouvement en elle, les phénomènes passifs et actifs dans les esprits, uns, simples, sans parties, l'univers est expliqué, et cela d'une manière tout autrement claire et intelligible, qu'avec les formes inconscientes et les âmes informantes de la scolastique.

En témoignage de la clarté de la doctrine, souffrez que je me cite un moment. — Qu'est-ce, disais-je, que la science d'un savant, lorsqu'il ne pense pas ? Où est-elle, et qu'est-elle ? serait-elle quelque chose de *substantiel* en lui ? — Qui peut songer à créer des entités de cette sorte ? — Est-elle quelques milliers de modes permanents de l'âme inconsciente ? — Je ne puis concevoir un état pareil. — Est-ce une *faculté, vertu puissance cachée, propriété, habitude de l'âme ?* une collection d'*idées assoupies, endormies, virtuelles latentes*, et de tout ce dont se moquait si bien Malebranche, et à bon droit ? Je ne comprends point ce langage creux, qui tend à créer des êtres de raison. Il me faut quelque chose de déterminé, de défini, une formule enfin : la voici. — « Lorsque, dirai-je, un savant ne pense pas, sa « vaste science n'est en lui, dans son âme, ni substance, ni « mode, ni accident, elle n'est rien qu'un droit, qu'une sim- « ple chose morale fondée sur sa nature ou sur ses actes, « et qui appelle l'action réglée et efficiente de Dieu. » — Telle est la formule *du droit*, inné ou acquis, du *concours réglé*, de l'occasionalisme, ramené aux exigences de la pensée moderne.

Après ce témoignage de clarté de la doctrine, un signe de sa vérité. — Je compare, pour dernière épreuve l'occasionalisme à l'animisme, le moteur clairvoyant à la spontanéité inconsciente, sur un exemple de l'ordre psychologique. — Je veux, mais d'une volonté générale, réunir, prononcer, selon leur rapport exact, tous les mots d'un discours en vers inscrits dans ma mémoire; ils coulent sans nul effort, comme involontairement, une fois le mouvement commencé, et si quelque obstacle m'arrête, la volonté ne peut rien pour le rompre, il faut que d'elle-même, malgré l'obstacle, la veine se prenne à couler de nouveau. D'où vient-elle? quelle puissance cachée lie si adroitement, et d'une manière si perspicace, les mots aux mots? Sont-ils pensés secrètement dans le fond substantiel de l'âme? A peine apparaissent-ils dans la conscience avant d'être dits; ils surgissent par et avec la parole, de ce fond que nos animistes nomment l'*inconscient*. Etaient-ils donc rangés en ordre dans l'inconscient? Supposition ridicule. Non: *ils n'étaient que mon droit à les obtenir de la grande cause efficiente.* — Ne croirait-on pas, à entendre nos philosophes, qu'idées et mots sortent d'eux-mêmes tout habillés de la coulisse, où ils étaient cachés, et entrent en scène? S'ils avaient leurs milliers de conditions organiques et particulières et non une condition générale et fondamentale, que faisaient, dans l'organe, sans produire leur effet, ces multitudes accidentelles de configurations intérieures? Et s'ils avaient, dans l'âme, leurs conditions substantielles, ou seulement modales, qu'étaient-elles, ces conditions, et que faisaient-elles? Il faut en finir avec l'illusion. L'improvisation toute spontanée d'un discours appris il y a dix ans, cette série spirituelle à atteindre, est aussi bien hors de la portée de l'*inconscient* aveugle, que la série extérieure que j'ai proposée à l'habileté d'un équilibriste. Il n'y a d'explication possible de ces remarquables phénomènes, que par la théorie du droit.

Avec cette théorie, tout devient clair. — Il y a des gens

d'esprit qui appellent cela une clarté *superficielle*, et qui préfèrent apparemment une obscurité *profonde*. — Tout devient clair, dis-je, surtout la liberté, qui n'étant plus engendrée par le fatal transformé, *transmuté*, mais seulement préparée et inclinée, ne craint plus le *déterminisme*. On comprend alors le mouvement de l'enfant vers le sein maternel; ce réveil à l'heure dite, dont parle Maine de Biran, lorsqu'on s'est promis, avant le sommeil, de ne pas manquer l'heure ; la course directe du pigeon vers son nid, dont il a été éloigné de plus de deux cents lieues, dans une cage obscure ; la recherche que fait la plante grimpante de la seule issue étroite qui lui permette d'atteindre, à travers le mur, un rayon de soleil : tous les actes de l'instinct, inné ou acquis, à distance, à longue portée, non moins que ceux dela formation du corps. — Au reste, veuillez bien le remarquer, l'*animisme*, comme l'organicisme et le vitalisme, établit une sorte de *nominalisme*, d'isolement des individualités, avec lequel il est interdit de comprendre les grands rapports qui existent entre les individus et l'espèce, les grandes lois de conservation des espèces, le maintien des moyennes de naissance, de mort, l'équilibre des sexes etc. : tandis que si, pour le maintien de ces lois, le principe vital de chacun est en même temps le principe vital de tous, cette conception contient un *réalisme* plein de lumière : Dieu seul alors est le lien et la raison des choses, qui périssent sans son secours continuel et direct.

Qui peut nous dire, que pour la conservation de certains équilibres, une même cause *occasionnelle* n'appelle pas le législateur souverain, l'unique moteur, sans qu'il sorte du cercle de la loi, à pouvoir choisir et à choisir, soit A, soit B, selon le besoin de l'espèce et ses fins ? La loi, pour être en certaines circonstances, celle *du libre choix actuel de l'unique moteur, entre deux termes*, en sera-t-elle moins la loi ? — Il est plus commode, je le comprends, de supposer que tout a été une fois fait, réglé, *monté* pour marcher seul, *que Dieu ne remet pas la main à son ouvrage*. A merveille;

mais on ne peut user de ce langage, qu'en se fiant à l'automatisme universel, qu'en ne tenant aucun compte des écarts
possibles de la liberté. Soit, mais écoutez ce dilemme : ou
tous les faits sont *décrétés* d'avance, et alors la liberté d'aucun être n'est capable d'omettre *le décrété*, ou d'accomplir
le *non décrété*, elle n'existe pas ; ou tous les faits ne sont pas
décrétés d'avance, et alors la liberté, en ce qui dépend
d'elle, peut déranger les moyennes et troubler l'ordre. —
Non, dira-t-on, parce que le calcul du créateur a été parfait.
— Qu'entendez-vous par *calcul* ? Une vue antécédente,
suivie d'un *décret* (car il faut le décret), sur tout point à
intervenir ? Vous sauvez la loi des moyennes; mais c'est le
déterminisme. Entendez-vous un simple calcul de probabilité ? Si parfait qu'il soit, il contient, de son *essence*, une
chance d'erreur. Voilà qui est réellement indigne de Dieu !
— Je repousse les deux termes du dilemme : ce qui est
digne de Dieu, selon moi, abstraction faite des lois néces-
saires qui régissent la matière inerte, non associée à des
âmes libres, c'est *de voir* et *d'agir* incessamment *dans le
temps*, au fur et à mesure des besoins de l'individu et de l'espèce, et pour leurs fins. — Je mets là le pied sur un terrain
brûlant, je le sais, mais il n'importe ; Scot nous en a ouvert
timidement l'accès, on le défrichera, en dépit de la vieille
théodicée.

Sur ce, cher Confrère, vous êtes en mesure de prononcer
sur *l'intelligibilité*, la *probabilité* comparées, des deux
hypothèses, non moins que sur le degré relatif de leur puissance explicative. — L'occasionalisme, je ne l'ignore pas,
choque bien des préjugés et bien des habitudes. Qu'y faire ?
Les objections sont nombreuses et prennent toutes sortes de
formes, y compris la plus facile de toutes, celle du silence
et du dédain, excepté la plus difficile, celle de la précision
ad argumentum. — Laissez-moi vous rappeler, en terminant,
que dans l'opuscule cité, j'ai fait face aux principales, aux
meilleures de Fontenelle, bien que je ne l'aie pas nommé,
aux raisons de Leibnitz, à d'autres. J'en attends de nouvelles,

ou mieux j'attends les anciennes, reproduites avec un nouveau tour et fortifiées s'il se peut ! J'essaierai de me mettre à la hauteur de la situation. — Du même coup, j'aimerais, avec votre permission, à dire un mot de défense, ici, en faveur de notre Descartes, que décidément, assure-t-on, l'Allemagne a détrôné ! Ce serait bien le cas de compter avec le *criticisme*, puisqu'il faut compter avec toutes les erreurs. Je ne me sens pas tout-à-fait impuissant à régler ce bilan. — Mais puisqu'objections il y a, j'en adresse une dernière à l'animisme, je lui signale un de ses dangers. La doctrine du *ressort spirituel* n'a pas seulement l'inconvénient de susciter la réplique du *ressort organique*, elle a celui d'induire logiquement à une sorte de panthéisme. Comment ne pas se demander, en effet, naturellement, lorsque l'on croit l'âme capable de produire le corps humain *inconsciemment* et de le gouverner, pourquoi une autre âme *inconsciente* infinie, émergeant de la même manière, ou à peu près, n'engendrerait pas éternellement les choses, ne déterminerait pas, sans le savoir, toutes les merveilles et les mouvements de l'univers ? Mille fois pardon de cette remarque indiscrète, et ne me dites pas surtout, comme un de nos maîtres en philosophie, que je suis *un petit assembleur de nuages*, ce serait me faire en même temps un tort que je ne mérite pas et trop d'honneur.

Agréez l'expression de mes meilleurs sentiments.

P. GARREAU. D. M. P.

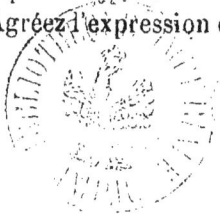